617.5293 : 6

# L'œil et les tumeurs des sinus de la Face. Étude anatomo-clinique et diagnostique.



PAR

J. BRISSON (de Lyon),

Interne des Hôpitaux.

Les os du massif supérieur de la face, creusés dans la plus grande partie de leur substance de cavités anfractueuses, les sinus, laissent entre eux un espace où se loge toute la portion périphérique de l'organe de la vision. Cet espace, l'orbite, contracte avec les sinus les rapports de voisinage les plus importants. A l'exception de sa paroi externe en effet, les quatre autres peuvent être considérées dans une partie de leur étendue au moins, comme des cloisons séparatives de cavités voisines : en haut le sinus frontal, en bas l'antre d'Highmore, en dedans enfin, les cellules ethmoïdales et les sinus sphénoïdaux. C'est sur la partie interne que se fait la jonction de toutes ces cavités, au niveau des cellules ethmoïdales, véritable carrefour des sinus, selon le terme de Zuckerkandl. Il est facile de prévoir, étant donné ces rapports de voisinage, quel sera le retentissement de la distension des sinus sur le volume de la cavité orbitaire et sur la statique des organes qui s'y trouvent contenus. Dans chaque sinus, en effet, la portion orbitaire de la paroi constitue un des points faibles qui se laissera refouler d'abord avec une grande facilité, puis détruire, à l'occasion d'une tumeur à marche envahissante dans leur intérieur.

Notre étude comportera tout d'abord un aperçu anatomique sur l'orbite, les sinus et les rapports existants entre ces cavités, puis l'évolution clinique de leurs tumeurs, leurs résultats fonctionnels, enfin, le diagnostic général.

## I

L'orbite forme, à l'union du crâne et de la face, une cavité pyramidale à grand axe oblique d'avant en arrière, de dehors en dedans. Cette obliquité de sa direction n'est cependant pas en rapport avec la direction de ses parois : alors, en effet, que la paroi externe présente une obliquité très marquée en arrière et en dedans, la paroi interne au contraire, forme un plan vertical, à peu près parallèle au plan antéro-postérieur du crâne et de la face. De ses quatre parois, l'externe offre peu d'intérêt pour cette étude ; celle-ci, formant la limite osseuse externe de la face, est constituée par le malaire en avant, la grande aile du sphénoïde en arrière, cette cloison osseuse la séparant des fosses temporale et zygomatique. Les autres parois ont une importance considérable dans notre étude : ce sont elles, en effet, qui établissent la séparation entre la cavité orbitaire et les sinus de la face. La paroi supérieure, formée par le frontal en avant, les apophyses d'Ingrassias en arrière, de même la paroi inférieure avec le maxillaire supérieur dans sa partie antérieure, l'apophyse orbitaire de l'os palatin en arrière. Reste la paroi interne, plus importante à cause de sa complexité et des nombreux os qui entrent dans sa constitution ; en allant d'avant en arrière, nous rencontrons tout d'abord les os propres du nez, puis l'unguis avec la cannelure du sac et du canal lacrymal, l'os planum ou face externe des masses latérales de l'ethmoïde, l'apophyse orbitaire du palatin, enfin, à la partie la plus reculée, une portion du corps du sphénoïde. Chacune de ces parois rejoint les voisines en formant un angle rentrant plus ou moins arrondi ; ce sont les bords dont deux plus particulièrement intéressants, le supéro-externe avec la terminaison de la fente sphénoïdale donnant passage aux trois nerfs moteurs de l'œil, aux branches du trijumeau et à la veine ophtalmique, le bord inféro-externe avec la fente sphéno-maxillaire. La première établit la communication de l'orbite avec la cavité crânienne, la seconde avec la fosse zygomatique. Les parois de l'orbite se terminent en avant par un rebord plus ou moins épais, le rebord orbitaire qui limite l'ouverture orbitaire antérieure, vaste échancrure de forme vaguement quadrilatère, arrondie en dedans pour la fossette trochléaire, et la partie initiale des voies lacrymales. A l'extrémité opposée, faisant face à celle-ci, l'ouverture postérieure creusée à la base des petites ailes du sphénoïde : c'est le trou optique qui livre passage au nerf optique et à l'artère ophtalmique. Tel est l'aspect offert par un crâne dépouillé de squelette ; sur le sujet, revêtu de ses parties molles, l'orbite est une cavité fermée destinée à contenir le globe oculaire, ses principaux conducteurs nerveux et vasculaires ainsi que les annexes de l'appareil visuel.

L'orifice postérieur est fermé par le passage du nerf optique et de l'artère ophtalmique ; l'ouverture antérieure donne insertion au septum orbital, voile aponévrotique reliant les cartilages tarses au rebord orbitaire et recouvert par les paupières. Cette ouverture qui, transversalement sur le squelette, a une étendue de 35 mill., n'est plus représentée sur le vivant que par une fente transversale, la fente palpébrale, longue de 12 à 15 mill., un peu rejetée en dedans, son angle interne confinant au rebord orbitaire, l'externe en étant éloigné de 6 à 7 mill.

L'intérieur de l'orbite est divisé lui-même en deux compartiments par une séparation membraneuse, la capsule de Tenon. Celle-ci, concave en avant forme, suivant l'heureuse expression de Mr le Pr Gayet (1), comme un hamac où vient se loger le globe de l'œil : c'est le compartiment antérieur ou loge oculaire : en arrière d'elle, s'étend la loge rétro-oculaire, réceptacle des vaisseaux et nerfs du globe. Dans la loge oculaire se trouve l'œil avec son pourtour sphérique et la terminaison de six muscles, dont 4 droits et 2 obliques. L'orifice d'entrée des quatre gros vaisseaux veineux, les vasa-vorticosa, et autour du pôle postérieur, les artères ciliaires longues et courtes. Au dessus et en dehors dans la même loge, se trouve la glande lacrymale orbitaire.

La loge rétro-oculaire, moins étendue, contient tout d'abord quatre muscles droits, le grand oblique, le releveur, courant le long de ses parois. C'est dans ce cône musculaire inséré au voisinage du sommet de l'orbite que cheminent vaisseaux et nerfs ; leur topographie nous occupera plus longtemps. Le nerf optique est central par rapport à l'axe de l'orbite ; son trajet légèrement flexueux se répartit en deux portions, l'une allant du trou optique à l'entrée de l'artère centrale de la rétine (2 cent.), l'autre, de cette entrée à l'orifice oculaire (1 cent.). L'artère ophtalmique, d'abord externe sur le même plan que le nerf, ne tarde pas à le croiser en passant sur sa face supérieure et vient occuper finalement la partie externe et supérieure de la région. Sur un plan plus externe se trouve la veine du même nom très sinueuse, croisant bientôt le nerf et se rapprochant de plus en plus du plafond de l'orbite ; artère et veine, dans ce trajet, fournissent de nombreuses branches, convergeant toutes vers le globe. Les autres organes de l'orbite sont : les nerfs moteurs et sensitifs ; le nerf moteur oculaire commun divisé avant d'entrer dans l'orbite en ses deux branches constitutives, supérieure et inférieure, occupant le plan médian et cheminant, la première, sur la paroi supérieure ; la seconde, sur le plancher. Le pathétique se trouve un peu en dedans, enfin, le moteur oculaire externe, en dehors des deux précédents dans la partie externe de l'orbite. Sur la partie externe du nerf optique se trouvent encore le ganglion ophtalmique et les nerfs ciliaires qui s'en détachent : ce sont là les nerfs moteurs. La branche ophtalmique, divisée déjà avant d'entrer dans l'orbite, offre ses trois branches : le nasal, cheminant le long de la paroi interne, le frontal, rasant la paroi supérieure, enfin, la lacrymale côtoyant la paroi externe; nous devons encore signaler le maxillaire supérieur qui, quoique séparé de l'orbite par une cloison fibreuse en arrière, un canal osseux en avant se trouve assez rapproché de sa cavité pour être lésé dans les lésions de son contenu.

(1) Gayet. — *Eléments d'ophtalmol.*, 1893.

Tous ces différents organes sont perdus dans une graisse molle qui fixe et isole les conducteurs de l'œil, le tissu cellulaire de l'orbite.

Telle est la région dont l'envahissement produit des troubles multiples lors de tumeurs nées des sinus voisins : nous allons étudier ceux-là. Ils forment sur les parois supérieure, interne et inférieure de l'orbite une sorte de vaste cavité cloisonnée en forme de fer à cheval à concavité externe, convergeant au carrefour décrit par Zuckerkandl (1) sur le côté externe. A cette atmosphère creuse péri-orbitaire prennent part quatre sinus : le frontal, le sphénoïdal, le maxillaire et les cellules ethmoïdales ; tous communiquent avec les fosses nasales. Le sinus frontal est dû au dédoublement de la paroi antérieure de l'os coronal ; situé au-dessus du plafond de l'orbite, son volume est variable, variable aussi son étendue, limitée parfois à la partie immédiatement sus-jacente aux os propres du nez, s'étendant dans d'autres cas jusqu'aux apophyses orbitaires externes du frontal ; son extrémité supérieure est très-anguleuse, constituée par la réunion des deux tables de l'os écartées. L'orifice de ce sinus se trouve sur son plancher au point le plus déclive et va s'aboucher dans un conduit sinueux fourni par l'ethmoïde, l'infundibulum qui se jette dans le méat moyen des fosses nasales.

Tout à fait à la partie postérieure, en arrière et en dedans de l'orbite, en arrière des fosses nasales, s'ouvre le sinus sphénoïdal ; les recherches de Berger (2) ont montré d'une façon définitive l'anatomie de ce sinus. Dans un article récent, M. le Pr agrégé Durand (3) a fourni des données sur sa configuration : c'est une cavité quadrilatère creusée dans le corps du sphénoïde. Sa paroi supérieure plane, ne s'étend pas en arrière de la partie moyenne de la fosse pituitaire ; sa paroi postérieure oblique en bas et en arrière, est concave ; en dehors s'étend une muraille osseuse le séparant du sinus caverneux, en bas enfin, le plancher plus large que la paroi supérieure et donnant sur les coupes de ce sinus l'aspect d'un trapèze à petit côté supérieur. L'orifice du sinus est creusé dans la paroi antérieure, un peu au-dessus et en dedans de son centre et s'ouvre dans la rainure sphéno-ethmoïdale au point de réunion de ces deux os. Très importants sont les rapports de ce sinus avec la cavité encéphalique et les conducteurs de l'œil avant leur entrée dans l'orbite, le chiasma des nerfs optiques en haut, le sinus caverneux avec les nerfs moteurs et sensitifs oculaires en dehors.

(1) Zuckerkandl. — *Normale und pathol. Anat. des Nas.*, Vienne, 1882.
(2) Berger. Th. Paris, 1890
(3) Durand. — *Prov. méd.*, 1899.

En avant du sinus sphénoïdal s'étend une troisième cavité, cloisonnée celle-ci, les cellules ethmoïdales, étudiées par Zuckerkandl sous le nom de labyrinthe ethmoïdal : ces derniers travaux ont été analysés dans la thèse de Ranglaret (1). Constituées par des demi-cellules au dépens du frontal et des masses latérales de l'ethmoïde, ces cavités sont fermées en arrière par le palatin, en avant, par le maxillaire supérieur, l'unguis et les os propres du nez. Leur volume varie ; les plus considérables se trouvent à la partie postérieure ; on en compte en moyenne 8 ou 10. Leurs orifices sont multiples, au nombre de 1 ou plus pour chaque cellule ; elles s'ouvrent de la façon suivante dans les fosses nasales. Zuckerkand la décrit, dans la portion de la paroi externe sus-jacente au cornet inférieur, un cornet embryonnaire fixé sur le méat moyen. Ce cornet forme là deux gouttières ; l'une inférieure pour les cellules ethmoïdales antérieures, les sinus maxillaire et frontal, l'autre supérieure pour les cellules postérieures, les plus volumineuses, réunies en un groupe plus volumineux, le groupe de la bulla ethmoïdalis. D'autres cellules iraient aussi converger vers la partie antérieure du méat supérieur.

La quatrième cavité en rapport avec l'orbite est le sinus maxillaire : creusé dans l'épaisseur du maxillaire supérieur, de forme pyramidale, son volume est très variable, ses parois minces. L'interne, de forme triangulaire, le sépare des fosses nasales, l'antérieure, des régions canine et sous-orbitaire ; la paroi postérieure est perforée par les conduits dentaires postérieurs ; le plafond enfin, constitue le plancher de l'orbite et porte dans son épaisseur le canal sous-orbitaire. Ce sinus, d'après Zuckerkandl, porterait six prolongements : un antérieur, alvéolaire vers les racines des trois grosses molaires, un palatin entre les deux lames de l'apophyse palatine, un zygomatique, un sous-orbitaire, enfin, un dernier, postérieur, dans l'apophyse orbitaire du palatin.

Il nous reste à étudier dans cette description anatomique les rapports qu'affecte l'orbite avec les différents sinus.

*a) Avec le sinus frontal.* Nous avons vu quelles étaient les variations d'étendue de ce sinus ; ses rapports avec l'orbite varient parallèlement ; il est rare de le voir s'étendre au delà de l'union du 1/3 antérieur et des 2/3 postérieurs du plafond de la cavité orbitaire. En dehors il peut aller jusqu'à l'apophyse orbitaire externe.

*b) Avec le sinus sphénoïdal.* Situé bien arrière, ce sinus n'est pas en rapport avec l'orbite à proprement parler ; une faible partie du corps du sphénoïde forme la partie la plus reculée de la paroi interne de l'orbite au niveau du trou optique : là se bornent ces rapports.

(1) Ranglaret. — Paris, 1896.

c) *Avec les cellules ethmoïdales*. Tout entières creusées dans les masses latérales de l'ethmoïde, elles confinent à la paroi interne, et, si en effet, l'on enlève la lame papyracée, on voit ces cellules réparties en trois groupes : un antérieur en arrière de la gouttière nasale et recouvert par l'unguis, un moyen, derrière l'union de l'unguis et de la lame papyracée : c'est la bulla ethmoïdalis ; enfin, en arrière de ce dernier, le groupe postérieur.

d) *Avec le sinus maxillaire*. Ce dernier est le plus étendu des sinus de la face. Celui par contre qui présente les rapports les plus intimes avec l'orbite ; il n'en est séparé que par une cloison osseuse mince, le plancher de la cavité oblique en bas et en avant, dédoublé en son milieu pour livrer passage au nerf sous-orbitaire.

Ces notions anatomiques vont nous permettre de comprendre les troubles profonds apportés au volume de l'orbite et au fonctionnement des organes y contenus, par une distention d'un des sinus voisins.

## II.

Les tumeurs des sinus répondent à deux grandes variétés : les tumeurs liquides et les tumeurs solides : les premières présentent peu d'intérêt pour notre travail. Ce sont en effet, des kystes à développement lent, ne distendant que rarement les cavités où ils ont pris naissance. Beaucoup plus intéressantes sont les tumeurs solides, dont un grand nombre présentent une marche envahissante qui ne tarde pas à occasionner de graves troubles oculaires.

A un premier stade, la tumeur qui a pris naissance en un point quelconque de la cavité, s'étend progressivement, refoulant ou infiltrant la muqueuse du sinus. La lumière de celui-ci diminue peu à peu ; enfin, à un moment donné, la cavité est complètement obturée, la muqueuse atrophiée. La tumeur n'éprouve plus alors de résistance que de la coque osseuse qui l'entoure.

Puis apparaît le second stade ; la tumeur continuant à augmenter de volume, refoule les parois du sinus, en commençant par les plus minces. Le point faible existant surtout sur la portion orbitaire de la paroi, la cavité orbitaire est ordinairement la première à souffrir de cette extension de volume. La paroi refoulée fait une saillie progressivement croissante dans l'intérieur de l'orbite, comprimant les organes qui s'y trouvent et tendant à chasser hors de sa cavité l'œil qui la ferme en avant.

Enfin, à un troisième stade, la paroi elle-même cède, usée par le développement continu de la tumeur sous-jacente ; cette dernière envahit l'orbite et achève d'en remplir la cavité, tendant à se substituer aux organes qui s'y trouvaient précédemment. Ce stade s'accompagne souvent de l'issue de prolongements de la tumeur par l'orifice normal du sinus, et l'envahissement des fosses nasales peut être contemporain ou précurseur de l'incursion orbitaire du néoplasme.

Telle est la marche habituelle de ces tumeurs, mais les choses peuvent se passer un peu différemment suivant le sinus primitivement atteint. Dans les cas de tumeurs du sinus frontal, la paroi supérieure est la première déplacée ; ce refoulement se fait à la partie antérieure, s'accompagne d'une voussure du front et se trouve surtout marqué au niveau de l'angle supéro-interne de l'orbite ; c'est là que se trouve le point faible, le plus dilatable de la paroi. La table interne de l'os, celle qui forme la limite postérieure du sinusse laisse, elle aussi, aisément refouler du côté de la cavité crânienne.

Les tumeurs du sinus sphénoïdal ont moins de tendance à envahir l'orbite ; trop faible est leur rapport avec cette cavité. Mais en revanche, les relations importantes du corps du sphénoïde rendent compte des nombreux troubles oculaires qui suivent sa dilatation, en venant comprimer ou déplacer, soit le chiasma, soit le sinus caverneux avec les nerfs moteurs et sensitifs qui lui sont accolés; et, effectivement, la portion externe du sinus sera la première à se dilater.

Les cellules ethmoïdales sont en rapport encore plus intime que les autres cavités avec l'orbite, et la minceur de la lame papyracée explique son refoulement facile ; l'orbite sera surtout, dans ces cas diminuée suivant son axe transversal.

Les tumeurs du sinus maxillaire enfin, comme celles des précédentes cavités, agiront directement sur l'œil et ses conducteurs par compression de l'orbite ; la cloison qui forme le plafond du sinus forme aussi la paroi la plus faible. D'autre part, le refoulement débute ordinairement à la partie postérieure, dans la loge rétro-oculaire, par conséquent, en s'accompagnant d'un mouvement de bascule en avant et en dehors de cette paroi.

Mais quel que soit le sinus primitivement atteint, quelle que soit la nature de la tumeur causale, la physiologie pathologique des troubles oculaires dans les néoplasmes des cavités de la face ne se réduit pas à un rôle purement mécanique. On peut admettre des influences réflexes exercées par la muqueuse nasale sur l'appareil oculaire ; ces influences beaucoup moins marquées pour la muqueuse des sinus, ont été cependant admises dans ces dernières années.

Richter, Scarpa, Hueter (1) furent les premiers à mettre en lumière ces rapports. Panas (2), Guillemain (3), Laplace (4) fournirent de nou-

(1) Hueter. — *Natural history of the human teeth*, 1771.
(2) *Soc. franç. d'Ophtalm.*, 1890.
(3) *Arch. d'Opht.*, 1891.
(4) Th., Paris, 1890.

velles observations et s'appuyèrent, pour expliquer ces troubles sur les anastomoses vasculaires et nerveuses entre l'œil, d'une part, le nez, le pharynx et les sinus, d'autre part. L'explication pathogénique de ces faits a surtout été recherchée par Berger et Ziem : le premier a invoqué le facteur vasculaire, le second, le facteur nerveux. D'après Berger (1), les terminaisons du trijumeau seraient les premières irritées sous une influence quelconque, inflammatoire, néoplasique.... ; cette irritation transmise aux centres se répercuterait sur les nerfs moteurs ou vaso-moteurs de l'œil ; cette théorie peut s'appliquer aux sinus, Haack (2) en effet, incriminant une irritation primitive du sympathique par l'effet de la congestion du tissu érectile des cornets, tissu dont est dépourvue la muqueuse des sinus.

Ziem (3), de Dantzig, ne voit dans ces troubles qu'un phénomène purement circulatoire, l'épaississement de la muqueuse du sinus atteint, entraînant des troubles dans sa circulation, d'où obstruction des voies du sang de retour, engorgement des veines sus-orbitaires et ethmoïdales et élévation de la tension sanguine intra-oculaire, retentissant surtout sur la rétine.

Les affections néoplasiques des sinus peuvent donc jouer vis-à-vis de l'appareil oculaire un double rôle : un rôle mécanique et un rôle réflexe. Le premier de ces rôles est évidemment le plus constant ; le second s'exercera dans tous les cas où la muqueuse de la cavité est atteinte, qu'il s'agisse d'une irritation chronique de celle-ci par le néoplasme s'étendant, d'une inflammation aiguë ou chronique, si fréquemment combinées aux tumeurs des sinus.

## III.

L'orbite, comme nous l'avons vu précédemment, est formé, d'un compartiment postérieur ou rétro-oculaire et d'un compartiment antérieur ou loge oculaire. Les troubles oculaires varieraient donc suivant que la tumeur a envahi l'une ou l'autre loge. En principe, il n'est rien de fixe dans la marche des accidents dus à ces affections. Telle tumeur envahissant tout d'abord la loge postérieure pourra se traduire, dès le début par des troubles moteurs, sensitifs ou trophiques, révélant une lésion primitive des conducteurs correspondants dans l'orbite ; telle autre refoulant la paroi en avant agira d'abord sur le globe oculaire en le déplaçant, parfois même seulement sur les annexes : muscles, voies lacrymales, paupières.

(1) *Rapports entre les mal. du nez et des yeux*. Paris, 1892.
(2) *Wiener medicin. Wochensch.*, 1882.
(3) *Monatschrift für Ohrenheilk.*, 1889.

## I. Troubles dus à la lésion des conducteurs de l'œil.

1° CONDUCTEURS SENSORIELS. — Amarré en quelque sorte au fond de la cavité orbitaire par son nerf, le globe oculaire trouve en lui son conducteur sensoriel le plus apparemment exposé aux lésions de l'orbite ; mais en arrière du trou optique le nerf peut encore être lésé, certains néoplasmes des cellules se développant d'une façon prépondérante du côté de la cavité crânienne. Les particularités se rattachant à une compression des voies optiques juxta-oculaires varieront donc suivant leur siège et nous devons les répartir en trois portions : la rétine, le nerf optique intra-orbitaire, le nerf optique rétro-orbitaire avec le chiasma.

La rétine appliquée contre le pôle postérieur à la face interne de la sclérotique, sera difficilement soumise à la compression par la protection de cette membrane fibreuse et surtout la mobilité du globe qui a plus de tendance à filer en avant. Le nerf optique dans son étendue orbitaire, présente, lui aussi, une grande mobilité au sein du tissu celluleux qui l'environne ; d'autre part, ses sinuosités lui permettront de fuir devant la tumeur en s'allongeant sans que ses éléments constitutifs en soient troublés. Il est enfin un point sur lequel nous devons revenir : nous voulons parler de l'entrée de l'artère centrale dans le tronc nerveux à 2 centimètres du trou optique. Cette artère, destinée à la circulation rétinienne, sera comprimée en même temps que le nerf, si la partie antérieure de la région rétro-oculaire est envahie, indemne si c'est la partie postérieure. Ce fait explique la présence de troubles objectifs et subjectifs de la rétine dans le premier cas, leur absence dans le second.

Reste la portion intra-crânienne, rétro-orbitaire des voies optiques, celle en contact avec le sphénoïde : les deux nerfs confinent là aux faces externes du corps, le chiasma à la face supérieure ; il semble que ce dernier organe sera le premier atteint dans les tumeurs du sphénoïde ; il n'en est rien cependant. Jacqueau (1), rapportant certains travaux de Panas, l'a expliqué dans sa thèse ; le chiasma est situé en arrière de la fosse pituitaire, en un point où le sinus sphénoïdal n'existe plus, et, d'autre part, il est séparé de l'os par le prolongement postérieur de l'hypophyse. On peut répartir en deux groupes les troubles dus à ces lésions : les uns fonctionnels, les autres objectifs.

A) *Troubles fonctionnels.* — a) *Sensations lumineuses, éclairs, phosphènes.* — Ce sont là des phénomènes bien vagues, difficiles à apprécier et pouvant résulter de la compression du tronc nerveux dans

(1) Jacqueau. — Th., Lyon, 1895.

l'orbite. Les faits de Magendie l'ont mis en évidence, et plus récemment encore ces particularités, à la suite d'observations faites en Allemagne après l'énucléation, ont été étudiées par Schmidt Rimpler (1); l'auteur, sur six opérés, a pu produire des sensations lumineuses, des éclairs en comprimant le nerf optique.

b) *Diminution de l'acuité visuelle.*

c) *Hémiopie.* — Ce trouble constitué par la suppression de la moitié du champ visuel, provient de la localisation de la compression sur un segment plus ou moins considérable de la circonférence du nerf. Une variété fréquente est l'hémiopie temporale : le nerf est comprimé sur sa portion interne, d'où suppression de la vision dans tout le champ nasal de la rétine. Il n'en va pas de même lorsque cette action s'exerce sur la face supérieure ou inférieure : Rüssel (2) rapporte un cas de tumeur des os de la base du crâne, accompagné de paralysie de tous les nerfs orbitaires et d'une hémiopie horizontale. Mais rien n'est plus variable que ce trouble visuel ; la compression est ordinairement plus étendue et ne se borne pas à un seul segment spécial du nerf. Le plus souvent le champ visuel est très irrégulier, plus ou moins supprimé dans sa portion nasale.

Dans certains cas enfin, le trouble peut être bilatéral et se traduire par une double hémiopie temporale ; c'est l'hémiopie latérale hétéronyme, ou affecter la portion interne d'un côté, la portion externe de l'autre, c'est l'hémiopie latérale homonyme. Nous verrons plus loin à quoi peuvent être attribuées ces deux modalités cliniques.

d) *Amaurose et amblyopie.* — Ce dernier symptôme suppose une altération encore plus profonde des conducteurs sensoriels ; la réduction progressive du champ visuel débute alors par des troubles dans la vision des couleurs, la dyschromatopsie : ce serait, d'après Leber, un signe d'atrophie optique commençante. La perception du vert, puis celle du rouge, celle du bleu en dernier lieu, disparaissent ; cette succession décroissante ne varie pas ; les principaux ophtalmologistes, Leber, Schön, s'accordent sur ce point.

Nous ne nous arrêterons pas plus longtemps sur ces signes fonctionnels qui tous relèvent d'une gradation dans la marche des altérations de l'appareil nerveux : le simple trauma d'abord, avec ses conséquences fugaces sur la vision, puis l'établissement de troubles plus durables dus à l'inflammation du tronc du nerf sous l'effet de l'irritation continue, avec retentissement plus ou moins marqué sur la rétine. L'examen physique décèle ces altérations.

(1) Schmidt-Rimpler. — *Centralbl. für Wissenschaft*, 1882.
(2) Rüssel. — *Med. Times and Gaz.*, 1873.

B) *Troubles physiques.* — Ces troubles ressortent à deux procédés d'investigation : l'examen du champ visuel et l'examen ophthalmoscopique.

*a) Examen du champ visuel.* — Cet examen se fait avec les campimètres et les périmètres, l'appareil de Forster modifié par Landolt, le plus souvent. Il révèle tout d'abord un rétrécissement concentrique à marche uniforme : les travaux de de Gærfe, Forster, Schweiger ont bien mis en lumière l'évolution de ce trouble : c'est une réduction progressive, ne laissant bientôt que le centre de la rétine intact, seul point actif où persiste la fixation. Les premières zones atteintes seraient les secteurs supéro-externes, d'après Forster, la moitié nasale, d'après de Græfe, la moitié temporale, suivant Schweiger. Enfin, le champ de fixation est atteint, entouré néanmoins d'une zone active avant d'être immobilisé ; ce fait explique la persistance longue d'une vision centrale bonne malgré des lésions déjà avancées ; ce n'est que plus tard, après l'envahissement du champ de fixation, que la cécité devenue complète se traduit par l'annulation du champ visuel.

*b) Examen ophtalmoscopique.* — Dénué de renseignements au début, plus tard, quand s'établissent les lésions de la papille, il montre d'abord l'œdème de celle-ci auquel ne tarde pas à faire suite l'atrophie. Ce sont les deux manifestations successives de troubles qui, après avoir débuté par le nerf comprimé, se sont étendues à la rétine, la cicatrice consécutive à l'inflammation.

L'œdème de la papille, signe objectif de la neuro-rétinite, se caractérise par des modifications intéressantes de l'image rétinienne. La papille apparaît d'abord rouge et plus opaque que normalement ; puis cette teinte s'atténue et prend un aspect panaché, rose avec des stries blanchâtres. La papille saillit alors de plus en plus sur la rétine, décrivant autour des vaisseaux une sorte de fer à cheval proéminent. Les veines sont saillantes, tortueuses, les artères minces, effilées. Par places, au point d'émergence des vaisseaux, se trouvent des plaques brillantes à extrémités amincies et réfléchissant vivement la lumière.

Ce stade dure généralement peu et les signes de l'atrophie optique ne tardent pas à lui faire suite ; c'est une atrophie simple, une atrophie blanche, caractérisée par une pâleur très nette du disque papillaire qui prend un aspect tendineux, nacré. Les vaisseaux sont, eux aussi, modifiés d'intéressante façon ; leur calibre général est fort diminué avec un étranglement très net au niveau de leur émergence sur le champ rétinien. Enfin, troisième caractère de l'atrophie, la papille, en saillie dans le premier cas, s'est au contraire excavée ; les bords de la dépression sont arrondis, moins bien délimités que dans l'excavation glaucomateuse ; dans l'atrophie en effet, elle se continue directement sans rebord circonférentiel avec l'anneau scléral, formant simplement godet, alors que dans le glaucome on a comparé sa forme à celle d'un chaudron.

De l'ensemble des troubles que nous venons de passer en revue, des troubles objectifs en particulier, on peut conclure à une compression portant sur les conducteurs sensoriels de l'œil, les manifestations en résultant faisant conclure à une névrite descendante, localisée d'abord au tronc du nerf, puis atteignant son émergence rétinienne. Mais ces derniers nous renseignent moins bien sur le siège de la lésion dans l'étendue des voies optiques, depuis la rétine jusqu'à l'origine des bandelettes optiques.

Les lésions du chiasma, rares du fait des principaux obstacles signalés par Jacqueau (1), se caractérisent surtout par des phénomènes hémiopiques : soit l'hémiopie latérale homonyme temporale lorsque la lésion siège sur l'angle rentrant, comprimé ou détruit par la tumeur, soit l'hémiopie monoculaire nasale, à l'occasion de l'atteinte d'un des angles latéraux. Les cas de lésions certaines de ce segment des voies optiques sont rares : Morax (2) a signalé une tumeur du sphénoïde qui avait envahi et détruit le chiasma. Il y avait eu d'abord affaiblissement de la vue pendant six mois, puis cécité complète : quinze jours durant ces phénomènes ne s'étaient accompagnés d'aucun signe physique, du côté de la rétine, sinon d'absence de réaction pupillaire. Ce délai passé, une névrite optique s'était établie d'abord à droite, puis à gauche, enfin, l'atrophie optique descendante. Cette tumeur à début sphénoïdal avait envahi par la suite le sinus maxillaire, l'orbite, et les fosses nasales. Morax attribua les symptômes oculaires à une action double sur le nerf, une directe par destruction, une autre indirecte par allongement et tiraillement de son tronc. Berger (3) incrimine surtout la poussée latérale des parois externes du sinus sphénoïdal et, partant, la compression du nerf immédiatement avant son entrée dans le trou optique. Jocqs (4) rapporte un second cas de tumeur de ce genre. Par contre, on a pu voir l'intégrité du nerf optique avec un envahissement du sphénoïde : tel est le cas rapporté par MM. Lyonnet et Regaud (5), où il s'agissait d'un carcinome des fosses nasales ayant envahi les sinus sphénoïdaux.

Il serait encore plus difficile de diagnostiquer d'après ces signes le siège d'une lésion du nerf optique entre le chiasma et le globe oculaire ; celle-ci peut être le fait d'une cause agissant immédiatement en

(1) Jacqueau. *Loc. cit.*
(2) Morax. — *Soc. fr. d'ophtalmol* (Congrès de 1896).
(3) Berger. — *Loc. cit.*
(4) Jocqs, cité par Morax.
(5) Lyonnet et Regaud. — *Annales des mal. de l'or. et du larynx*, 1893.

arrière du trou optique ou en avant dans l'orbite ; les sinus sphénoïdaux et maxillaires, les cellules ethmoïdales postérieures peuvent y coopérer. Nous avons suffisamment insisté au début sur les rapports de l'artère centrale et du tronc nerveux ; cette disposition nous permettra de conclure à une altération du nerf en amont ou en aval de l'émergence vasculaire suivant la prédominance primitive des altérations rétiniennes. Galezowski (1), dans un article sur les atrophies traumatiques de la papille, distingue ces atrophies de la façon suivante. Si le nerf est lésé entre le trou optique et l'entrée de l'artère centrale, les troubles subjectifs sont les premiers en date, puis apparaissent les signes ophtalmoscopiques, révélant une névrite précédant l'atrophie. La lésion siège-t-elle au contraire, entre l'émergence vasculaire et le globe, aux phénomènes nerveux se mêleront les phénomènes vasculaires : ici l'examen ophtalmoscopique dès le début révèlera des altérations marquées de la rétine. Celle-ci est d'abord d'un blanc éclatant, la papille mal limitée, les vaisseaux indistincts. La dépigmentation de la membrane nerveuse de l'œil ne tarde pas à s'accentuer et l'atrophie vient finalement clore la série des accidents.

M. Rollet (2) dans son livre, traite longuement cette question des atrophies traumatiques ; parmi les lésions atteignant le nerf près du globe, il signale les traumatismes qui ont fait l'objet des observations de Horner, le cas de Knapp, où le nerf optique, envahi par une tumeur, fut réséqué dans sa portion juxta-bulbaire, enfin, les expériences pratiquées dans le même sens par Krause, Berlin, Magnus et Gudden sur le lapin. Dans tous ces cas, les troubles ophtalmoscopiques, par suite de l'ischémie rétinienne immédiate, ont été notables ; mais peu à peu le fond de l'œil reparaissait coloré par suite des anastomoses vasculaires. Ce retour du sang n'est que temporaire et au bout de peu de temps les vaisseaux diminuent de volume et l'anémie rétinienne suivie d'atrophie est désormais définitive. Il n'en va pas de même si le nerf est lésé en arrière des vaisseaux : l'atrophie se développe lentement, quatre à cinq semaines après la lésion nerveuse et, la décoloration blanche, débutant par le secteur temporal, se généralise au reste du disque rétinien annonçant, elle aussi, l'atrophie.

Ce sont là les altérations les plus sensibles des tumeurs des sinus ayant intéressé les conducteurs sensoriels de l'œil ; nous allons passer à l'étude d'un ensemble de troubles moins fréquents, mais non moins intéressants, les troubles sensitifs et trophiques.

(1) Galezowski. — *Gaz. hebdom.*, 1880.
(2) Et. Rollet. — *Traité d'ophtalmoscopie*, 1898, Paris, Masson.

2° CONDUCTEURS SENSITIFS ET TROPHIQUES. — Le nerf ophtalmique de Willis, avant d'entrer dans l'orbite, s'est divisé en ses trois branches constitutives : le nasal, le frontal et le lacrymal ; le premier chemine le long de la paroi interne et vient s'épuiser dans les fosses nasales et les téguments de la racine du nez ; le second côtoyant la paroi supérieure, voisine par conséquent du sinus frontal, arrive au rebord orbitaire, le contourne pour se ramifier dans la peau du front ; le lacrymal, enfin, soustrait à l'influence des modifications du contenu des sinus, occupe une situation tout à fait externe.

Au plancher de l'orbite confine le nerf sous-orbitaire, terminaison du maxillaire supérieur. — En arrière de la fente sphénoïdale, les deux grosses branches du trijumeau sont déjà indépendantes et incluses dans la paroi externe du sinus caverneux, soumises par conséquent aux processus pouvant venir comprimer ce sinus. Le trijumeau dans toute cette étendue, a une action sensitive et trophique; les lésions de ses branches vont donc avoir un retentissement sur la sensibilité générale (anesthésie, névralgies), et sur la trophicité des régions innervées (zona, kératite neuro-paralytique).

a) *Anesthésies.* — Les anesthésies cutanées, dans le domaine d'innervation du trijumeau, doivent être très rares, du fait des anastomoses qu'il contracte avec les nerfs voisins. Nous les avons vues signalées pour les tumeurs du sinus maxillaire ; en tout cas, comme toutes les anesthésies des nerfs périphériques, leur étendue serait très faible et la destruction complète du nerf par le néoplasme en serait la cause.

Plus intéressante est l'anesthésie de la cornée dont la sensibilité revient au trijumeau : une lésion du ganglion ophtalmique pourrait aussi la produire, comme l'a vu Cl. Bernard après extirpation de cet organe.

Enfin, le nerf sous-orbitaire étant le plus exposé des nerfs sensitifs intra-orbitaires, n'échappera jamais aux déformations ou altérations du plancher de l'orbite par suite de l'ectasie du sinus maxillaire.

b) *Névralgies.* — Au sujet de cette nouvelle complication, nous pouvons répéter ce que nous avons dit des anesthésies en ce qui concerne le nerf sous-orbitaire ; c'est le rameau le plus facilement compressible. Les névralgies du fait de tumeurs comprimant un tronc nerveux sont fréquentes ; elles se traduisent ici, comme dans les autres régions, par une série de points douloureux : le point sous-orbitaire à la sortie du nerf de l'os maxillaire supérieur, le point malaire, les points beaucoup plus rares, gingival, labial, dentaire. Les autres nerfs sensitifs de l'œil sont moins exposés; mobiles, ils ne sont pas, comme le précédent, enfermés dans un canal osseux ou fibreux. D'ailleurs, toutes ces névralgies répondent au même type pathogénique qu'a bien décrit Romberg : la compression par la tumeur n'agit que secondairement ; il faut que le nerf soit au préalable un peu enflammé, et cette inflammation découle de la modification de nutrition de l'élément nerveux.

c) *Zona ophtalmique.* — A la suite de ces névralgies, on peut voir s'établir une série de troubles trophiques : épaississement de la peau, chute des cils, dont le terme le plus grave est le zona avec son éruption typique. Un certain nombre de faits militent en faveur de cette éclosion possible d'un zona venant se greffer sur une névralgie par compression. Haehn (1) l'a vu dans les affections dentaires ; Weyss, cité par Hybord (2), rapporte un cas dû à un thrombus des veines ophthalmiques ; nous rappellerons le cas rapporté par Horner dans une tumeur de l'orbite ; enfin, Weyss et Schiffer (3) l'ont observé accompagné d'une paralysie de la IIIe paire dans un sarcome malin du sphénoïde.

L'explication de ces faits est obscure ; Charcot (4), distingue dans les altérations nerveuses par compression, des troubles qui peuvent aboutir à deux sortes d'effets : des effets d'irritation avec lésions passives, lentes, sans caractères inflammatoires, des effets de cessation d'action, caractérisés par des troubles trophiques à allures phlegmasiques. Aujourd'hui, les travaux de Landouzy (5) ont bien mis en lumière les deux variétés de zona : « l'une essentielle, sorte de maladie générale à détermination circonscrite sur le système nerveux, et à expression cutanée dystrophique secondaire : elle ne prend jamais sa source dans les nerfs périphériques ; l'autre symptomatique, sorte de zostéroïde, c'est-à-dire un accident symptomatique d'une lésion ou d'un trouble fonctionnel à déterminer» (Brissaud) (6).

A part les faits anciens rapportés plus haut, nous n'en avons pas trouvé de tels dans le travail de Duméry (7).

d) *Kératite neuro-paralytique.* — C'est encore un trouble consécutif aux lésions du trijumeau, une kératite par dénutrition. Les expériences physiologiques ont montré à Magendie la fonte purulente de l'œil après section de ce nerf, et Cl. Bernard vit qu'elle ne se produisait qu'à l'occasion d'une lésion du trijumeau en avant du ganglion

(1) Haehn. — *De febribus.*
(2) Hybord. — Th. Paris, 1872.
(3) Weyss et Schiffer. — *Arch. für anat. Path.*, t. 35.
(4) Charcot. — *Journal de Brown Séquard*, 1859. — *Leçons sur les mal. du syst. nerv.* 1872-1873.
(5) Landouzy. — *Sem. méd.*, 1893.
(6) Brissaud. — *Rev. de Méd. et Chir. prat.*, 1896.
(7) Duméry. — *La zona ophtalmique et ses manifestations graves.*

de Gasser : ce serait donc le résultat d'une destruction de rameaux trophiques contenus dans la V$^e$ p. et venus, d'après Meissner et Merkel, de la substance grise de l'aqueduc de Sylvius. Il y a donc là une distinction importante à établir entre ces altérations cornéennes, dues à une modification nerveuse, et celles consécutives à l'exposition continue à l'air comme dans l'exophtalmie poussée à ses extrêmes limites : nous y reviendrons. Quoi qu'il en soit, la kératite neuro-paralytique s'annonce par une simple injection ciliaire sans réaction inflammatoire ou douloureuse ; dans les cas les plus favorables, la perforation ne se produit pas ; il reste seulement un leucome plus ou moins gênant pour la vue. D'autres fois après ouverture de la cornée, l'œil se vide complètement et dès lors sa perte est définitive.

A ces divers accidents nous devons en ajouter un dernier, qui n'est plus admis aujourd'hui comme consécutif aux lésions de l'appareil sensitif : le glaucome. Nous rappellerons seulement ici pour mémoire la théorie pathogénique qu'en avait donnée Tavignot (1). Le glaucome, d'après lui, n'était autre qu'une perturbation fonctionnelle du système nerveux ciliaire. « Ce serait, dit-il, le résultat d'une paralysie complète ou « incomplète de ses nerfs, une désorganisation chronique de l'œil, « analogue sous tous les rapports à la désorganisation aiguë qui sur- « vient après la section de la V$^e$ paire chez les animaux. » Donders a repris ces études et incriminé plus spécialement une altération du grand sympathique.

En résumé, les lésions des nerfs sensitifs et trophiques de l'orbite par une tumeur des sinus propagée, sont moins fréquentes que les autres et, en tout cas, nombreux et inconstants sont les symptômes auxquels elles peuvent donner lieu.

3° Conducteurs moteurs. — Force nous est de répéter ce que nous avons dit au début, de la compression des nerfs sensitifs de l'œil : les conducteurs moteurs peuvent être lésés en arrière du trou optique ou dans l'orbite. Le long du corps du sphénoïde, en effet, ils sont réunis en un paquet de quatre troncs cheminant dans la paroi externe du sinus caverneux, le moteur oculaire externe se trouvant en dedans et le grand sympathique tout autour du sinus. Dans l'orbite, leur situation respective a déjà été décrite, nous n'y reviendrons pas. La compression en arrière de l'orbite ne sera ordinairement pas isolée et portera sur l'ensemble des nerfs ou le plus grand nombre d'entre eux, que la tumeur englobe les nerfs dans leur portion caverneuse ou au niveau de la fente sphénoïdale. Nous avons déjà parlé du cas de Lyonnet et Regaud : carcinome des fosses nasales propagé au sinus sphénoïdal, paralysie de tous les nerfs crâniens, sauf l'optique et l'olfactif ; du cas de Rüssel, où la tumeur née à la base du crâne comprimait les nerfs

(1) Tavignot — *C. R. Acad. Sciences*, 1846.

dans la fente sphénoïdale; du cas de Morax où la paralysie motrice atteignit tous les nerfs dans leur portion caverneuse, quinze jours après l'apparition de la cécité. Enfin, Mingazzini et Lombi (1) ont décrit un sarcome du maxillaire supérieur ayant envahi les fosses nasales et propagé au sinus caverneux en englobant les nerfs voisins : il y avait amblyopie, ophtalmoplégie complète et paralysie du trijumeau. Dans tous ces cas l'ensemble des troubles porte sur des muscles innervés par au moins deux nerfs différents, réalisant le syndrome ophtalmoplégie. Il n'en va plus de même lorsque la tumeur à expansion d'emblée orbitaire peut atteindre isolément un tronc nerveux et donner lieu à des phénomènes spasmodiques dans le domaine de tel ou tel nerf irrité.

Les ophtalmoplégies ont été décrites d'une façon complète dans la thèse de Sauvineau (2). Cet auteur, après avoir étudié les ophtalmoplégies centrales d'origine cérébrale, consacre un article spécial aux ophtalmoplégies basilaires et orbitaires : les premières répondant aux troubles de l'appareil optique en arrière du trou optique ; nous pouvons leur rattacher comme cause les tumeurs du sphénoïde. Ces ophtalmoplégies ont pour caractères d'être unilatérales ou bilatérales ; elles sont mixtes, atteignant la musculature externe et la musculature interne de l'œil et peuvent dans certains cas coïncider avec des paralysies de la I^re^ et de la II^e^ paires. Bien différentes sont les ophtalmoplégies orbitaires, beaucoup plus rares d'ailleurs. Car elles nécessitent une tumeur du sommet de l'orbite, paralysant toute la musculature oculaire ; dans ces cas l'unilatéralité est de règle ; il existe aussi des troubles associés : compression de l'ophtalmique de Willis, des veines orbitaires ; la localisation exclusive au moteur oculaire commun est rare. Sauvineau rapporte quelques cas de bilatéralité ; le fait de Schott, une double exostose syphilitique. Ce sont là des ophtalmoplégies orbitaires par lésions directes des nerfs. A côté d'elles l'auteur cite des névrites périphériques orbitaires ayant pu donner les mêmes signes, enfin, des ophthalmoplégies orbitaires par lésions primitives des muscles et du tissu cellulaire rétrobulbaire. Un seul type clinique nous arrêtera : c'est l'ophtalmoplégie complète interne et externe, caractérisée par l'absence de tout mouvement de l'œil, l'œil figé dans l'orbite, les paupières demi-tombantes, le front plissé et l'œil regardant directement en avant ; il en résulte un facies spécial connu depuis sous le nom de facies d'Hutchinson. En plus, on découvre l'absence de diplopie, une exophtalmie faible et une immobilité pupillaire complète : tel est le tableau de la lésion atteignant simultanément tous les nerfs-moteurs de l'œil et annulant de ce fait sa motricité. Pour les ophtalmoplégies orbitaires incomplètes il s'agit simplement de combinaisons variées des paralysies oculaires isolées que nous allons étudier.

(1) Mingazzini et Lombi. — *Arch. ital. d'Otologie*, 1897.
(2) Sauvineau. — Th., Paris, 1892.

La paralysie isolée dans la compression nerveuse orbitaire peut porter sur les divers nerfs moteurs de l'œil ; néanmoins, seuls, le nerf pathétique et le moteur oculaire externe peuvent être atteints dans leur tronc d'origine du fait de sa longueur; la troisième paire, au contraire, divisée dès l'entrée dans l'orbite, parfois même avant, n'est ordinairement comprimée que sur un de ses rameaux, et les muscles paralysés ne le sont alors qu'isolément.

Quoi qu'il en soit, les signes primordiaux dénotant l'immobilisation d'un muscle sont au nombre de deux : le strabisme par trouble dans la position relative des yeux, la diplopie par trouble dans la position relative des axes visuels. La paralysie du droit externe donne une diplopie homonyme avec images parallèles situées au même niveau (l'écart des images maximum du côté paralysé), un strabisme interne. Homonyme est encore la diplopie par paralysie du grand oblique avec images situées à deux niveaux différents, l'inférieure du côté malade ; on retrouve cette même diplopie homonyme dans la paralysie du petit oblique ; là encore les images sont superposées, mais la supérieure du côté malade. Les autres paralysies s'accompagnent de diplopie croisée : ce sont celles du droit inférieur, du droit supérieur et du droit interne, dues à l'impossibilité, dans les mouvements oculaires, de combiner ses mouvements avec ceux de l'œil opposé ; telle est la paralysie incomplète du moteur oculaire commun. Complète, cette paralysie atteindra, en outre des trois muscles droits, le petit oblique et s'accusera par une diplopie croisée et un strabisme externe. La paralysie de la musculature interne est beaucoup plus rare ; la mydriase serait le fait de la compression des nerfs ciliaires ; mais dans les compressions portant sur l'ensemble de ces nerfs, les uns sont irrités, les autres paralysés. Comment une même cause donnant une irritation de certains nerfs peut-elle donner une paralysie des autres ? D'après de Wecker (1) les vivisections ont montré qu'une cause d'irritation prolongée a plus d'action sur les fibres sympathiques que sur les autres nerfs, l'effet pouvant être épuisé lorsque l'action irritante continue sur les fibres sympathiques.

Quant au myosis, il peut être le fait d'une excitation du moteur oculaire commun donnant un spasme du muscle irien ou d'une paralysie du sympathique, comme dans le fait de Wilbrand (2).

4° Conducteurs vasculaires. — Ces troubles nous arrêteront moins longtemps. Le sinus caverneux et l'artère ophtalmique peuvent être comprimés en arrière du trou optique. Dans l'orbite, leur mobilité, leurs sinuosités rendraient ces lésions beaucoup plus rares ;

(1) De Wecker. — *Tr. d'Ophtalmol.*, 1892.
(2) Wilbrand. — *Arch. für Opht.*, t. I.

nous devrons y ajouter en plus les nombreuses anastomoses de ces vaisseaux avec les vaisseaux voisins. Elschnig (1) ayant observé un cas d'oblitération de la carotide interne sans troubles ophtalmoscopiques fit sur des cadavres humains des injections de la carotide externe ou de la maxillaire interne ; il vit alors les vaisseaux orbitaires se remplir ; le sang orbitaire, d'après lui, venait donc aussi bien de la carotide interne que de l'externe ; nous n'avons pas à présenter ici cette proposition, mais l'anémie neuro-rétinienne par compression de l'ophtalmique est rare. Poncet (2) a étudié les phénomènes graves consécutifs à l'arrêt de circulation au niveau des artères ciliaires, insistant spécialement sur les troubles profonds de l'œil après la section optico-ciliaire ; ces troubles seraient d'abord vite effacés par le retour du sang dans les anastomoses, et pourraient, prolongés, aboutir à la rétinite pigmentaire et à la phthisie de l'œil.

Par contre, les compressions du sinus caverneux sont autrement funestes et s'accompagnent d'hyperhémie neuro-rétinienne avec dilatation des veines, cyanose et œdème papillaires. Schneller attribuait à cette stase veineuse une part importante dans la production de la neuro-rétinite ; cette théorie univoque fut rejetée par de Graefe qui y ajouta l'étranglement du nerf optique dans son trajet. Mais cette compression du sinus caverneux par une tumeur du sphénoïde, est-elle possible, et ne nécessiterait-elle pas une pression énorme pour arrêter la circulation d'un tronc aussi large et à parois si épaisses ? Tout au plus, peut-on admettre la compression de la veine ophtalmique au sommet de l'orbite ; dans ces cas, on a pu voir des thromboses s'établir par stase sanguine, et du chémosis conjonctival comme on en rencontre dans les troubles circulatoires de l'appareil orbito-oculaire.

Nous nous sommes attaché jusqu'ici à l'étude clinique des symptômes provoqués par la lésion des conducteurs de sensibilité, de motricité ou de trophicité de l'appareil visuel ; ces altérations, pour la plupart, relèvent d'un envahissement rétro-oculaire de l'orbite ou de tumeurs rétro-orbitaires ; nous allons entrer maintenant dans l'étude des symptômes résultants de l'envahissement de la loge oculaire avec action directe sur le globe de l'œil.

### II. Troubles dus à l'action directe de la tumeur sur le globe oculaire.

La progression insensible d'une tumeur orbitaire ou son entrée d'emblée dans la région oculaire, atteint l'œil dans sa situation et dans sa forme. Les modifications de statique de l'œil consistent dans le

(1) Elschnig. — *Arch. von Graefe*, 1893.
(2) Poncet. — *Gaz. méd. de Paris*, 1880.

refoulement lent du globe hors de l'orbite ; ce refoulement peut aller depuis la simple saillie de l'œil jusqu'à l'énucléation. Quant aux modifications, de sa forme elles sont beaucoup plus rares ; enfin, l'enclavement de l'œil dans des cas exceptionnels, a pu entraîner son atrophie.

1° Modifications de situation. — Le globe oculaire n'est retenu en avant que d'une façon faible par des organes élastiques ou facilement extensibles : en avant, c'est le voile palpébral très lâche, et plus immédiatement le septum orbital qui se laisse aisément distendre. En arrière, le nerf optique ne saurait être, au sens propre du mot, considéré comme l'amarre le rattachant au fond de l'orbite, sa longueur étant beaucoup plus grande que la distance entre le pôle postérieur de l'œil et le trou optique. Quant aux muscles, leur rôle serait plus effectif n'était leur grande élasticité : ce sont là néanmoins les vrais ligaments orbitaires du globe. Rappelons enfin que rien ne fixe la position de l'œil, les mouvements autour de ses axes antéro-postérieurs n'ayant que des limites fort étendues. De ces considérations anatomiques nous déduirons que l'excès de tension intra-orbitaire aura pour premier effet l'expulsion de l'œil de sa cavité osseuse ; nous allons en décrire les deux degrés principaux :

a) *Exophtalmie.* — C'est la projection du globe oculaire hors de l'orbite, depuis la simple saillie qui fait bomber les paupières, jusqu'à la projection totale, le plan passant par le pôle postérieur rasant le rebord orbitaire. Ce symptôme a été bien étudié par Demarquay (1), Essad (2), Valude (3), Gayet (4). L'exophtalmie ou exorbitisme peut présenter un certain nombre de caractères et de modalités cliniques variables. Elle est directe ou latérale : dans le premier cas, l'œil tend à sortir de l'orbite suivant son diamètre antéro-postérieur ; dans le second, il prend une direction variable, en dedans ou en dehors, en haut ou en bas. D'après Demarquay, les tumeurs du sinus maxillaire pourraient produire l'exophtalmie directe ou plus souvent l'exophtalmie latérale en dedans ; les tumeurs du sinus frontal, des cellules ethmoïdales, l'exophtalmie en dehors, enfin, les tumeurs nées au fond de l'orbite, à développement progressif, auraient tendance à refouler l'œil en avant et à produire une exophtalmie directe ; Gayet a montré qu'il ne fallait pas se fier aux lois qui semblent faire varier la direction de l'exophtalmie suivant le siège du corps du délit. Il cite notamment un cas où il diagnostiqua une tumeur de la paroi supéro-interne de l'orbite avec exophtalmie en bas et en dehors ; l'extirpation lui montra

(1) Demarquay. — *Dict. Jaccoud*, Art. *Exophth.*, 1871.
(2) Essad. — Th., Paris, 1873.
(3) Valude. — *Bull. médic.*, 1894.
(4) Gayet. — *Eléments d'Opht.*, 1823.

non une tumeur périostique du plafond orbitaire, mais une tumeur née sur la capsule de Tenon et diffusant dans les gaînes de l'orbite. Ses conclusions sont les suivantes : « l'exorbitisme avec déviations « latérales trahit, pour les néoplasmes, une origine pariétale, à moins « que cette origine ne se trouve sur un des points fixes de l'aponévrose « de Tenon ». Dans les cas qui nous occupent il serait difficile de fixer des lois invariables à ce symptôme, alors qu'un néoplasme du sinus frontal ou du sinus maxillaire, refoulant la paroi orbitaire en dedans ou en dehors de l'axe de la cavité, pourra donner un exorbitisme latéral ; la même tumeur après perforation de l'os se développera progressivement dans la loge rétro-oculaire et donnera de l'exophtalmie directe.

Ce symptôme présente un autre caractère à peu près constant, l'irréductibilité pouvant faire éliminer d'emblée l'idée d'un kyste. L'œil n'est généralement pas animé de battements; on a vu néanmoins ceux-ci se produire alors que l'artère ou la veine étaient comprimées, tel le cas d'Yvert.

Les conséquences de l'exophtalmie, son retentissement sur la fonction visuelle sont importants, nous signalerons la diplopie dans laquelle n'intervient aucune paralysie musculaire, mais seulement le changement des axes visuels qui ne coïncident plus dans certaines positions. Les autres troubles provenant du déplacement des conducteurs de l'œil sont éminemment variables et d'une fréquence plus grande dans les exophtalmies latérales. Enfin, la mobilité de l'œil qui au début, était conservée, diminue progressivement et l'organe finit par être immobilisé, conservant un caractère, la fixité qui, jointe aux déformations faciales concomitantes, donne aux malades une expression terrible.

L'exophtalmie est donc le premier signe dénotant un envahissement orbitaire progressif. C'est celui que fait le diagnostic de la direction prise par la tumeur vers cette cavité, mais à lui seul il ne peut fournir de données précises sur leur origine.

b) *Énucléation.* — Continuellement sollicitée par la poussée postérieure venue du fond de l'orbite, la saillie oculaire s'accuse de plus en plus; l'ouverture palpébrale, devenue définitive, reste béante et bientôt s'élargissant laisse passer le globe de l'œil. A cette période les troubles sont beaucoup plus graves: la cornée exposée continuellement à l'air et aux poussières atmosphériques, se ternit, s'enflamme et enfin s'ouvre, laissant couler le contenu de l'organe qui se flétrit et s'atrophie sous forme de moignon. En même temps le prolongement orbitaire de la tumeur, dont le développement n'est plus gêné, apparaît à l'extérieur; il peut d'abord faire saillie dans les culs-de-sac supérieur ou inférieur de la conjonctive, ou encore en dedans, refoulant l'œil du côté opposé ; désormais la tumeur est visible hors de l'orbite. Le fait du sphacèle oculaire consécutif à l'exorbitisme serait excessivement rare d'après certains auteurs. Julliard (1) insiste sur ce point après avoir signalé un cas d'exorbitisme dû à un angiome diffus de l'orbite qui aurait entraîné l'élimination de l'œil au 35e jour ; l'auteur de cette observation dit n'en connaître qu'une semblable rapportée par Freer (de Birmingham).

2° Modifications de forme. — L'œil est tellement mobile en avant, la sclérotique si résistante qu'il est difficile d'admettre la possibilité d'une modification de forme du globe par une tumeur de l'orbite ; mais dans certains cas, il ne faut pas l'oublier, la nutrition des membranes protectrices de l'œil est altérée par suite de la compression des tumeurs vasculaires ; de ce fait leur résistance diminue et leur refoulement devient possible. Parmi ces troubles nous décrirons : les aplatissements du globe oculaire avec diminution d'un de ses diamètres, les décollements de la rétine, enfin, l'enclavement total de l'organe dans la tumeur et son atrophie.

a) *Aplatissement d'un des diamètres.* — La compression du pôle postérieur avec réduction du diamètre antéro-postérieur a été admise par Bérard (2) qui en cite une observation; dans ce cas, la convergence des rayons lumineux se fait en arrière de la rétine, et il s'ensuit une sorte d'hypermétropie secondaire. Toute tumeur venue du fond de l'orbite, et repoussant l'œil directement en avant, pourrait donner lieu à ce syndrôme.

La réduction d'un des diamètres transverse ou vertical, avec allongement de l'antéro-postérieur, déterminerait inversement de la myopie secondaire. Tavignot (3) l'a décrite ; la compression du globe oculaire pourrait porter sur sa face interne à l'occasion d'une tumeur ethmoïdale envahissant l'orbite ou un de ses pôles supérieur ou inférieur, dans les tumeurs des sinus frontal ou maxillaire. Arlt a ajouté à cette notion de la compression celle de la diminution de résistance du pôle postérieur de la sclérotique par ischémie et allongement possible ; tous ces faits, quoique plausibles, reposent sur des vues bien hypothétiques.

b) *Décollement rétinien.* — Serait-il possible maintenant qu'une tumeur appuyant sur le pôle postérieur de la sclérotique et refoulant cette membrane, puisse former des plis sur la rétine en diminuant son rayon de courbure et produire une transsudation séreuse entre la

(1) Julliard. — *Gaz. hôp.*, 1873.
(2) Bérard. — *Ann. d'Oculist.*, T. XII.
(3) Tavignot. — *Traité prat. des Mal. des Yeux*, p. 61.

rétine et la choroïde ? Cette explication est peu admissible : le vrai décollement rétinien, succédant à une action directe sur l'œil, ressort plutôt à une modification des conducteurs vasculaires ; l'effusion séreuse provient alors d'une compression soudaine des vaisseaux de l'œil et d'un obstacle au retour du sang veineux. Hüber (1) rapportant 7 cas de tumeurs orbitaires, a vu un syphilome de la voûte s'accompagner d'exophtalmie, de décollement rétinien et de diminution de l'acuité visuelle.

c) *Enclavement du globe par la tumeur. Atrophie.* — Ce fait est un des plus rares qui se puisse observer, surtout occasionné par le prolongement d'un néoplasme du sinus ; nous allons y insister, ayant eu l'heur d'en observer un cas dans le service de notre Maître, M. le Pr agrégé Rollet, à l'hôpital de la Croix-Rousse.

### Observation.

L... Marie, entre le 30 avril 1894 salle Sainte-Catherine. Pas d'antécédents familiaux, sauf une sœur morte à 18 ans, d'une maladie de poitrine.

Réglée à 12 ans 1/2, elle a toujours eu une très bonne santé.

A la suite d'un refroidissement (exposition à un courant d'air, dit-elle) en octobre 1892, violents maux de dents; la joue enfla ; au bout de 15 jours, violentes douleurs dans la moitié droite de la face, puis insensiblement apparut une tuméfaction au grand angle de l'œil. Le médecin consulté diagnostique une sinusite, arrache trois chicots et durant deux mois pratique le cathétérisme du sinus. Les douleurs calmées reparaissent deux mois après plus violentes que jamais. Ouverture spontanée au niveau d'une canine, avec écoulement de pus et séquestre. La déformation augmente à la racine du nez et un séquestre est éliminé par les fosses nasales.

Au moment de l'entrée : tuméfaction de la racine du nez, œil abaissé légèrement et un peu dévié en dehors, exophthalmie, chémosis de la conjonctive et obstruction des voies lacrymales. Paralysie faciale à droite. L'examen de la bouche montre à la partie antérieure de la voûte palatine un orifice circulaire à bords bourgeonnants. Vue normale de l'œil dévié, pas de diplopie, fosse nasale droite obstruée, acuité visuelle de 2/3. Papille normale, rien au fond de l'œil.

5 mai. — Grattage du sinus à la curette, drainage par l'orifice de la canine et l'orifice palatin. L'examen du pus ne décèle pas d'actinomycose.

1er juillet. — Suppuration diminue, douleurs toujours très vives surtout dans le domaine du nerf sous-orbitaire.

4 septembre. — Douleurs très vives. Les téguments des régions

(1) Hüber. — Th., Zürich, 1882.

molaire et jugale, la partie antérieure droite de la voûte palatine, la paupière inférieure ont disparu; il ne reste plus qu'une bande de substance à la place de la lèvre supérieure. Fosse nasale droite comblée par le néoplasme. Voile du palais en partie détruit.

4 février. — Mort.

L'examen histologique, fait à la Faculté par M. le Pr A. Paviot, a fait admettre une tumeur peu maligne, un adénofibrome que les éléments épithéliaux à type cylindrique stratifié permettent de rapporter à l'épithélium des voies respiratoires.

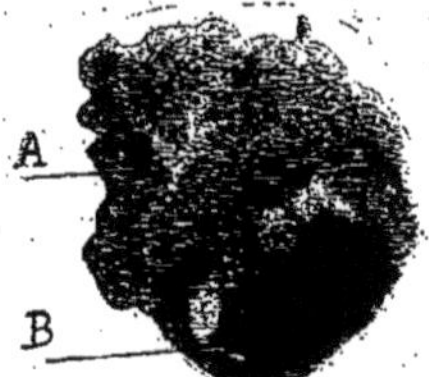


*Fig.* 1. — Atrophie oculaire par enclavement de l'œil dans le prolongement orbitaire d'une tumeur du sinus maxillaire (Double de grandeur nature).
*Légende :* A, corps de la tumeur; B, sclérotique.

L'examen microscopique de la pièce montre une tumeur remplissant tout l'orbite ; elle se continue en bas dans le sinus maxillaire, en dedans dans les fosses nasales ; en avant d'elle le globe oculaire est atrophié, la sclérotique plissée et l'œil vidé de son contenu. Le nerf optique est complètement encastré dans la tumeur avec les autres conducteurs voisins (*Fig*. 1).

Il s'agit donc là d'une atrophie oculaire consécutive à l'enclavement de l'œil dans le prolongement orbitaire d'une tumeur du sinus maxillaire. Ce cas très rare doit être dû à la sténose définitive de toutes les voies nutritives de l'œil étranglées dans le tissu du néoplasme.

## III. Troubles dus à une lésion des annexes.

Les annexes peuvent, elles aussi, être altérées par la compression intra-orbitaire ou par les modifications apportées dans leur situation par la tumeur venant apparaître à l'extérieur. Nous décrirons tout d'abord les lésions des muscles de l'œil, puis celles des voies lacrymales, enfin, les troubles du côté de l'appareil palpébral.

1° Muscles de l'œil. — Les plus fréquentes de ces complications proviennent d'une des paralysies motrices diverses à la suite d'une compression des IIIe, IVe et Ve paires ; nous n'y reviendrons pas. Le corps musculaire peut également être paralysé par action directe du néoplasme qui l'atrophie en le privant de ses voies d'apport de nutrition, en usant son parenchyme ou en l'infiltrant. Certains muscles, le grand et le petit oblique, sont également gravement atteints dans leur fonctionnement par suite du déplacement de leur surface d'insertion au cours des tumeurs du sinus frontal ou du sinus maxillaire.

Un point plus intéressant a été mis en lumière par Hassner en 1869, et repris par Ziem : c'est le strabisme consécutif aux lésions des cellules ethmoïdales ; la voussure de la paroi interne de l'orbite dans ces cas, entraîne une déviation de la direction du muscle droit interne voisin; ce dernier par conséquent, aura à fournir un effort différent de celui du côté opposé, d'où asthénopie d'abord, puis strabisme.

2° Voies lacrymales. — Formées tout d'abord par une portion extra-osseuse, le sac lacrymal, elles se continuent par un canal osseux dans le maxillaire supérieur ; il est facile de concevoir les modifications apportées au fonctionnement de cet appareil, lorsqu'une tumeur d'un sinus vient faire saillie au grand angle de l'œil en soulevant l'os et rétrécissant la lumière du sac. C'est plus spécialement le cas des tumeurs du sinus frontal et des cellules ethmoïdales antérieures ; mais plus souvent encore agissent dans le même sens les tumeurs du sinus maxillaire. Celles-ci, en effet, soulevant la paroi interne de la cavité, modifient aussi les rapports et le calibre du canal nasal qui se rétrécit.

Quant à la glande lacrymale, très mobile sous le plafond de l'orbite, elle fuit généralement sous la pression et accompagne le globe dans son déplacement en avant.

Du fait de la stase qui s'établit dans l'appareil lacrymal, des lésions inflammatoires ne tardent pas à apparaître, la dacryocystite avec écoulement de pus lorsqu'on appuie sur le sac. Enfin, la tumeur primitivement développée dans le sinus peut parfois engager des prolongements dans la cavité du sac ou du canal : c'est particulièrement le cas des sarcomes.

Nous ajouterons en terminant, qu'une fois, la blenorrhée du sac fut le seul signe qui dévoila une tumeur du sinus maxillaire ; c'est le cas rapporté par Albert (1) et qu'il eut l'occasion d'observer à Innspruck.

3° Paupières. — Le ptosis peut se produire au début de l'évolution des tumeurs orbitaires par destruction du muscle releveur ou paralysie de son nerf.

L'œdème des paupières est aussi fréquent par suite de la compression exercée par la tumeur sur les vaisseaux du sang de retour ; cet œdème peut être localisé à l'une ou l'autre des paupières ; il est toujours unilatéral.

Signalons enfin l'envahissement du tissu cellulaire palpébral par la tumeur. Se traduisant par un gonflement particulier, nous devons rappeler ici le cas célèbre de Warrer, rapporté par tous les auteurs : une tuméfaction dure de la paupière inférieure fit croire à un néo-

(1) Albert. — *Chir. clinique*, 1893, T. IV, p. 204.

plasme, et il ne s'agissait en réalité, que du prolongement d'un fibrome né dans le sinus maxillaire, envahissant la paupière après avoir pénétré dans l'orbite.

Nous devons dire un mot, en terminant, de la fente palpébrale, rétrécie ordinairement et déviée de sa direction normale, oblique en bas et en dedans, au cours des tumeurs du sinus frontal qui viennent faire issue au grand angle de l'œil, oblique en haut et en dehors dans les tumeurs du sinus maxillaire, par suite du soulèvement équivalent orbitaire.

### IV. Troubles réflexes.

En étudiant la pathogénie des principaux troubles oculaires dans les tumeurs des sinus, nous avons parlé des troubles réflexes ; on les répartit en plusieurs groupes :

a) *Des troubles sensitifs.* — Des douleurs oculaires, palpébrales, la céphalée frontale.

b) *Des troubles excito-sécrétoires.* — Le larmoiement indépendant de toute action sur les voies lacrymales et relevant d'une irritation des branches sensitives du trijumeau.

c) *Des troubles moteurs.* — Le blépharospasme a été noté.

d) *Des troubles nutritifs et vaso-moteurs.* — L'injection de la conjonctive par vaso-dilatation consécutive à l'excitation de la Ve paire ; l'iritis a été signalé par Fromaget. Ziem a vu le glaucome dans des affections nasales ; enfin, le rétrécissement du champ visuel, trouvé par Brenner, Kilian, Ziem, trouble très rare observé dans des affections des sinus frontaux ou maxillaires.

Nous en avons fini avec cette étude des symptômes oculaires au cours des tumeurs des sinus ; ceux-ci sont multiples, comme on le voit, pouvant porter sur les voies nerveuses ou vasculaires de l'appareil visuel, sur le globe de l'œil, sur ses annexes. Il nous reste maintenant, après avoir reconnu ces troubles, à en rechercher la cause dans un sinus de la face et la nature, d'après l'association des symptômes.

## IV.

## Diagnostic.

La notion du trouble oculaire est généralement assez difficile à admettre d'emblée par suite de l'intensité des phénomènes extérieurs qu'elle provoque ; il est plus difficile de définir quel est le siège primitif de la tumeur et quel est le degré des lésions. Nous envisagerons quatre points dans ce diagnostic : *a)* Y a-t-il tumeur d'un sinus ? *b)* Quel est le sinus primitivement atteint ? *c)* Les troubles oculaires sont-ils dus à des prolongements de la tumeur ? *d)* Quelle est la nature de la tumeur causale ?

1° Diagnostic de la tumeur d'un sinus. — Les tumeurs des sinus évoluent ordinairement en trois périodes; tout à fait au début, on remarque seulement un peu de douleur, celle-ci d'ailleurs n'ayant aucun caractère pathognomonique: c'est la période latente. A un deuxième stade, la sensation de gêne, de plénitude apparaît dans la région du sinus avec douleurs, déformations correspondantes de la face et des cavités naturelles avec lesquelles le sinus est en contact; l'œil commence dès lors à faire une légère saillie. La dernière période est caractérisée par l'intensité croissante des troubles oculaires, la perforation des parois du sinus, permettant à la tumeur de s'étendre dans les cavités naturelles, la bouche, les fosses nasales, l'orbite, ou du côté de la cavité crânienne, en donnant lieu à des phénomènes méningés.

L'examen objectif, à partir du début, révèle un certain nombre de signes de la plus haute importance. Deux surtout priment les autres: le cathétérisme par les orifices naturels du sinus permet de se rendre compte de leur obstruction plus ou moins complète, et les débris ramenés avec la sonde pourront, après examen microscopique, mettre sur la voie du diagnostic. L'éclairage par transparence de la face est d'une grande utilité pour les affections du maxillaire supérieur; suivant le degré dedisparition du croissant clair sous-oculaire ou de la combinaison avec une pyorrhée par l'orifice du sinus, on pourra conclure à une tumeur, un empyème, et même dans certains cas, à la nature de la tumeur incriminée. La rhinoscopie antérieure ou postérieure peut encore être d'un grand secours pour les néoplasmes des sinus sphénoïdaux ou maxillaires par les altérations concomitantes existant sur la paroi nasale de ces sinus. C'est surtout à l'examen anatomo-pathologique qu'il faudra s'adresser dès que l'on aura des débris venant de la cavité.

Le diagnostic devra se faire avec:

1° *Les affections inflammatoires*. — Les abcès des sinus se caractériseront surtout par les commémoratifs, l'état antérieur de la dentition, l'examen des dents, de la première et de la seconde molaire, la rhinoscopie qui pourra montrer une traînée de pus sur la cloison; le cornet marque ainsi que des granulations polypeuses sur le méat majeur enfin, le cathéter donnant issue à du pus jaune fétide, lèvera tous les doutes sur la nature de l'affection s'il s'agit du sinus frontal ou du sinus maxillaire; ajoutons-y pour le premier, les douleurs frontales et sus-orbitaires, ainsi que l'œdème de la région sourcilière. Au cas d'un empyème sphénoïdal, à côté de la céphalée diffuse, des battements et des bruits subjectifs, on trouve à l'examen rhinoscopique le cornet supérieur recouvert de pus crémeux, jaunâtre, et l'hiatus béant par où sort un peu de pus.

2° *Les affections parasitaires.* — Deux sortes de maladies parasitaires se développent parfois dans les sinus : les kystes hydatiques, l'actinomycose. Les kystes hydatiques des sinus se diagnostiquent assez facilement par la ponction ou le cathétérisme du sinus ; d'ailleurs, ce sont des affections très-rares et ne donnant pas de phénomènes orbitaires.

L'actinomycose a été signalée au maxillaire supérieur par Poncet et Quenet (1) ; elle peut affecter deux types : un type néoplasique franc et un type nécrosant qui détruit les parois des sinus ; on n'a pas vu l'orbite envahi par la tumeur, mais des abcès de voisinage se former au contact des parois.

3° *Les tumeurs de voisinage.* — Celles-ci peuvent être souvent d'un diagnostic difficile. Les tumeurs des fosses nasales se reconnaissent tout d'abord au passé des malades : les lésions inflammatoires tenaces de la muqueuse, les épistaxis, puis l'obstruction chronique d'une fosse et l'examen rhinoscopique de la tumeur. Les cas sont rares d'ailleurs où l'on vit une tumeur à point de départ nasal envahir par l'orifice de l'antre d'Highmore la cavité du sinus.

Les tumeurs de la fosse sphéno-maxillaire ont été étudiées par Albert (2) qui posait le diagnostic sur le fait suivant : la tumeur du sinus maxillaire refoule les parois de la cavité de tous côtés, comprimant l'orbite, la voûte palatine, la paroi antérieure et la paroi postérieure de l'os. Les tumeurs de la fosse sphéno-maxillaire, au contraire, repoussent en masse tout le corps du maxillaire, refoulant en dedans sa paroi latérale, la concavité de la voûte palatine s'exagère et l'exophtalmie est due à la diminution du diamètre transverse de l'orbite, non au soulèvement de son plancher.

2° Diagnostic du sinus atteint. — Chacun des sinus présentant des rapports différents avec l'orbite et surtout une forme spéciale, les symptômes varieront.

1° *Sinus frontal.* — Les symptômes orbitaires sont ordinairement les premiers en date ; on constate une tuméfaction à la racine du nez ou à la tête du sourcil. L'exophtalmie existe toujours, exophtalmie latérale, l'œil dévié en bas et en dehors ; dans ces cas aussi on note les

(1) Quenet. — Th.. Lyon, 1895
(2) Albert. — *Loc. cit.*

phénomènes papillaires particuliers de l'œdème. Enfin, fréquentes sont les névralgies sus-orbitaires et la déformation faciale suffisamment marquée pour attester le siège frontal de la maladie.

2° *Sinus maxillaire*. — Quelques douleurs vagues, un peu de névralgie sous-orbitaire avec les points malaire et nasal : tels sont les seuls signes du début, puis apparaissent des signes de compression par ectasie du sinus, l'exophtalmie, la proéminence de la joue, l'aplatissement du canal lacrymo-nasal avec épiphora, l'obstruction de la fosse nasale. Enfin, les diverses perforations du sinus permettant à la tumeur de se faire jour dans les fosses nasales ou l'orbite, lèveront tardivement les doutes lorsque l'affection a atteint sa dernière période.

3° *Sinus sphénoïdal*. — Ici la marche est encore cyclique. Berger a montré les quatre périodes de l'évolution d'un néoplasme de ce sinus : d'abord, pas de symptômes, inclusion de la tumeur dans le sinus, puis troubles optiques ; hémianopsie temporale et baisse notable de l'acuité visuelle ; l'envahissement des cavités voisines se produit ensuite, et finalement la mort consécutive à des phénomènes méningés.

4° *Cellules ethmoïdales*. — Beaucoup plus rares sont les tumeurs de ces cavités, caractérisées par l'exophtalmie et l'épiphora dès le début, l'obstruction plus ou moins rapide des fosses nasales. Tous ces néoplasmes sont susceptibles de se développer à un moment donné du côté de l'orbite avec une rapidité variant suivant la constitution de la tumeur ; mais, avant de faire le diagnostic de leur nature, nous devons nous demander si dans le cas particulier, il s'agit bien du prolongement d'une tumeur du sinus.

3° Diagnostic de l'envahissement orbitaire. — 1° *Tumeurs à début orbitaire envahissant secondairement les sinus*. — Faussillon (1) a publié dans sa thèse, des études faites chez Valude aux Quinze-Vingts ; elles ont trait à des tumeurs débutant à l'angle interne de l'œil et pouvant de là envahir les sinus et les cavités faciales ; il en signale quatre modalités diverses :

*a*) Toutes les variétés de tumeurs malignes (épithéliomas, sarcomes, carcinomes, cylindromes) ont été vues au grand angle de l'œil.

*b*) Les épithéliomes du bord libre des paupières (caroncule, conjonctive).

*c*) Les sarcomes et carcinomes venus de la glande lacrymale.

*d*) Les endothéliomes nées des voies lymphatiques.

1) Faussillon. — Th., Paris, 1890.

Toutes ces tumeurs peuvent envahir les fosses nasales par les voies lacrymales, ou les sinus par perforation des parois orbitaires.

Ces cas sont rares et c'est sur les commémoratifs qu'il faudra s'appuyer pour formuler ce diagnostic : tumeur d'abord orbitaire, troubles oculaires dès le début, exophthalmie, épiphora.

2° *Tumeurs nasales à prolongements dans les sinus.* — Des fibromes naso-pharyngiens, des sarcomes ne peuvent être confondus si l'on interroge le malade sur ses antécédents de coryza et d'obstruction nasale. De plus, la rhinoscopie et le toucher pharyngien permettront de sentir le pédicule de la tumeur et d'en affirmer le siège.

3° *Troubles réflexes.* — Nous voulons parler ici de ces exorbitismes que nous avons décrits (1), et consécutifs à des phénomènes de vaso-dilatation rétro-oculaire dans les affections du nez et des sinus, comme le veut Ziem. Ce diagnostic a une certaine importance; ces troubles se produisent en effet, à une période précoce de l'affection et ne peuvent assombrir un pronostic opératoire, comme dans les cas où la tumeur du sinus envoie déjà des prolongements néoplasiques dans l'orbite.

4° Diagnostic de la nature. — Comme pour toutes les autres régions, les tumeurs des sinus se différencient en bénignes et malignes ; les productions kystiques, fibromes, polypes, chondromes, ostéomes appartenant au premier groupe, les sarcomes, épithéliomes et carcinomes au second. La marche, l'état des ganglions, l'état général, l'envahissement plus ou moins rapide des cavités voisines renseigneront sur ce point. Nous allons passer en revue ici les tumeurs liquides et les tumeurs solides, en nous attachant uniquement à celles donnant des troubles oculaires.

Les tumeurs liquides consistent surtout en kystes muqueux et en kystes dentaires au maxillaire supérieur ; ces collections enfermées dans une poche, n'ont ordinairement aucune tendance à descendre le sinus et partant, à déformer les cavités voisines. Cependant la minceur de la paroi des cellules ethmoïdales explique avec quelle facilité une tumeur, même liquide, peut comprimer l'orbite : tels les cas de Zuckerkandl et Bayer ; tel aussi celui de Pinard, où le diagnostic d'encéphalocèle porté primitivement, fut montré inexact au moment de l'intervention. Strazza (2) a observé une tumeur kystique de l'ethmoïde chez une fille de 20 ans ; la fosse nasale et l'orbite correspondants étaient comprimés.

(1) Brisson. — *Arch. prov. de Chir.*, 1er oct. 1899.
(2) Strazza. — *Bolletino della mal. del orecchio*, 1892.

Bien plus importantes au point de vue oculaire sont les tumeurs solides. Le plus grand nombre d'entre elles, en effet, ne bornent pas leur développement à la cavité du sinus ; nous avons donné déjà les caractéristiques différenciant les tumeurs malignes des bénignes ; nous allons les étudier isolément dans chaque sinus, en indiquant les particularités qui les concernent.

1° *Tumeurs du sinus maxillaire.* — Guyon (1) a donné des tumeurs solides du maxillaire supérieur une remarquable description ; nous avons trouvé des travaux analogues concernant plus spécialement l'antre d'Highmore dans l'ouvrage d'Albert.

a) *Tumeurs bénignes.* — Les polypes muqueux sont rares : ce sont des myxomes analogues à ceux du nez ; ils ne soulèvent pas le plancher de l'orbite et par conséquent ne donnent pas de troubles oculaires. Le plus souvent leur prolifération aboutit à l'issue des masses néoplasiques dans les fosses nasales par l'orifice du sinus, s'accompagnant d'un coryza tenace, d'enchifrènement, parfois d'épiphora, et dans des cas plus graves, on a noté la coexistence d'un empyème de l'antre.

Les fibromes sont très rares : c'est toujours une affection redoutable pour la fonction visuelle ; la progression incessante de la tumeur ne tarde pas à combler l'orbite, entraînant l'exorbitisme, puis la cécité. Demarquay (2) a noté un cas de calcification d'un fibrome dans lequel le diagnostic fut impossible avec un enchondrome. Letenneur (3) a, lui aussi, observé chez un enfant de onze ans un fibrome ossifiant du maxillaire supérieur. Le fibrome pur est donc une tumeur rare, presque toujours allié à l'enchondrome et propre aux sujets jeunes.

Les enchondromes ont fait l'objet d'une longue étude de Kirmisson (4) ; ils peuvent naître dans l'antre d'Highmore comme sur la face antérieure ou la face interne de la branche montante. Nombreux sont les cas d'envahissement orbitaire : nous rappellerons ceux de Dénucé (5) : femme, 48 ans, 2 sinus pris, exorbitisme ; Heyfelder (6) : femme, 56 ans, sinus m. g., exorbitisme ; Trélat-Dolbeau (7) : fille, 7 ans, sinus m. d., exorbitisme énorme ; Collis (8) : homme, 50 ans, sinus m. g., exorbitisme, cécité ; Heath (9) : femme, 2 sinus, exophtalmie ; Ohlman (10), fille, 14 ans, sinus m. d., exophtalmie.

(1) Guyon. — *Dict. Dechambre*, Art. *Maxillaires*, 1872.
(2) Demarquay. — *Gaz. méd. de Paris*, 1868.
(3) Letenneur. — *Soc. Chir.*, 1875.
(4) Kirmisson. — *Soc. Chir.*, 1883 (Rapport de Berger).
(5) Dénucé. — *Soc. anat.*, 1853.
(6) Heyfelder. — *Dublin quarterly J.*, 1868.
(7) Trélat-Dolbeau. — *Soc. Chir.*, 1863.
(8) Collis. — *Dublin quarterly J.*, 1867.
(9) Heath. — *Injuries and diseases of the jaws*, London, 1868.
(10) Ohlman. — *Arch. für klinische Chir.*, 1875.

Ce sont les six tumeurs primitives de l'antre, sur les trente et un cas d'enchondrome rapportés par Kirmisson.

Les ostéomes sont plus fréquents ; ils peuvent être caractérisés par une prolifération d'os normal dans le sinus ou par une tumeur osseuse libre dans la cavité du sinus ; les dernières tumeurs se caractérisent par un début très lent, signalé seulement par des douleurs près de la joue et de la région sous-orbitaire ; puis l'œil se déplace en haut, en avant et en dehors avec diplopie et affaiblissement de la vue. Enfin, dans certains cas, le stylet peut faire sentir une tumeur mobile dans la cavité du sinus.

Ce sont là des tumeurs bénignes du maxillaire supérieur.

b) *Tumeurs malignes.* — Les sarcomes sont surtout centraux comme siège. Apparaissent chez les sujets femmes et ne tardent pas à pénétrer dans l'orbite en provoquant une foule de troubles oculaires ; les dégâts produits par ces tumeurs sont parfois encore plus accusés. Mingazzini et Lombi (1) ont vu un sarcome du maxillaire supérieur gauche détruire les cornets, envahir les choanes et l'orbite, puis infiltrer le sinus caverneux en englobant les nerfs voisins. Tous les nerfs crâniens sauf la VIIIe et la XIe paires, étaient paralysés. La marche est toujours rapide, les phénomènes oculaires ordinairement au second plan et la cavité encéphalique rapidement atteinte.

Les épithéliomes, plus fréquents chez les vieillards, naissent dans l'antre et envahissent rapidement l'orbite ; l'état général ne tarde pas à être atteint et la cachexie apparaît. Mais, nous pouvons avoir affaire ici à deux cas bien distincts : dans le premier, il s'agit du cancer primitif, celui que nous venons de décrire ; c'est le cancer térébrant de Verneuil ; dans le second, le processus néoplasique est secondaire à un trouble de l'évolution dentaire, qu'il s'agisse d'un épithéliome kystique donnant rapidement naissance à des troubles oculaires, ou d'un épithéliome solide, l'épithéliome adamantin, qui dans certains cas, a pu déformer les parois du sinus au point de produire l'exophtalmie, comme l'ont observée MM. Nové-Josserand et Bérard (2). Sabrazès (3) a signalé un cas d'épithéliome polykystique chez un homme de 60 ans, accompagné d'exorbitisme et de névralgies orbitaires.

2° *Tumeurs du sinus frontal.* — Les tumeurs bénignes de cette cavité comprennent les ostéomes et les polypes muqueux.

Les ostéomes, bien étudiés par Martin (4) et Dolbeau (5), ont une prédilection marquée pour le sinus frontal : ce sont des tumeurs dures et

(1) Mingazzini et Lombi. — *Arch. ital. d'Otologie*, 1892.
(2) Nové-Josserand et Bérard. — *Rev. de Chir.*, 1894.
(3) Sabrazès. — *Rev. de Lar. et d'Otol.*, 1872.
(4) Martin. — Th., Paris, 1888.
(5) Dolbeau. — *Acad. Méd.* - 1886.

éburnées, ou spongieuses et molles. Elles ne tardent pas à défoncer la paroi inférieure du sinus. Tout d'abord de violentes douleurs sus-orbitaires et frontales annoncent leur début, puis l'exophthalmie, la cécité définitive, et des déformations du côté de la racine du nez accompagnent leur évolution ; leur marche est ordinairement lente. Il nous reste à signaler une particularité intéressante et fréquente au sujet de ces productions pathologiques : c'est l'envahissement des deux sinus, donnant lieu à des phénomènes orbitaires bilatéraux.

Les polypes muqueux, beaucoup plus rares, dilatent aussi la cavité du frontal et après avoir déformé le sourcil et la racine du nez, poussent dans l'orbite des prolongements ; ces productions sont le plus souvent secondaires à une pénétration par l'infundibulum, de bourgeons muqueux venus d'un polype nasal.

Parmi les tumeurs malignes nous insisterons sur le sarcome, la variété la plus fréquente et la plus susceptible d'influencer l'œil d'une façon redoutable. Martin a montré combien il était difficile de rapporter à leur véritable nature le grand nombre de tumeurs du sinus frontal rapportées sous le nom de polypes muqueux ou fibreux. Dans toutes les relations anciennes, l'examen histologique n'est pas noté, la marche est rapide, les envahissements multiples et, dans des cas analogues, le microscope a dû faire admettre indubitablement le diagnostic de sarcome. Dupont (1), dans sa thèse, en rapporte un cas venu du service de M. le Pr Rollet, et Luc en a fourni une observation relatée par Berger (2). L'affection débute par la déformation du sourcil, puis l'orbite est envahi ; l'œil repoussé ne tarde pas à être enveloppé dans une masse de tissus mous, friables, faisant saillie en dehors de la cavité orbitaire qu'ils remplissent.

Les carcinomes sont très rares. Kœnig en a vu quelques cas.

3° Tumeurs du sinus sphénoïdal. — Quelques cas de polypes muqueux, un cas d'enchondrome, des ostéomes, telles sont les rares tumeurs bénignes rencontrées dans ce sinus et signalées par Berger dans sa thèse.

Plus rares encore sont les tumeurs malignes : les carcinomes et les épithéliomes ont été vus. Deux cas sont plus connus et récents : celui de Jocqs et celui de Morax. Quelle que soit la gravité de ces diverses tumeurs, lorsqu'elles doivent avoir sur l'orbite et son contenu une action funeste, elles suivent la marche que nous avons décrite précédemment; ce sera surtout à l'examen histologique que l'on devra s'adresser pour faire le diagnostic de leur nature.

(1) Dupont. — Th., Lyon, 1894.
(2) Berger. — *Acad. Méd.*, 1897

4° TUMEURS DES CELLULES ETHMOÏDALES. — Moins connues sont encore ces néoplasies. Nous avons déjà signalé les tumeurs liquides vues par Zuckerkandl et Pinard. Parmi les tumeurs solides, Bosworth (1), dans son énumération, relate des polypes muqueux. Pinard a observé un sarcome muni de trois prolongements nasal, frontal et orbitaire, le dernier qui avait gravement compromis la vision. Sourdrille (2) a vu aussi un épithéliome à point de départ dans les cellules ethmoïdales envahir les cavités du crâne et de la face.

*
* *

Nous avons cherché à montrer dans cette étude que tous ces processus néoplasiques développés dans les sinus, peuvent influencer la forme de l'orbite. L'œil est en général, sinon le premier, au moins le principal, à souffrir de leur marche envahissante; et c'est souvent par une observation attentive des troubles oculaires que l'on parviendra à localiser la lésion des conducteurs et partant, à en diagnostiquer la cause fréquente : une tumeur d'un des sinus de la face.

(1) Bosworth. — *Assoc. Laryng. americ.* (Congrès de Washington), 1891.
(2) Sourdrille. — *Soc. anat.*, 1896.



Imprimerie de l'Institut de Bibliographie. — XI-1900. N° 568.

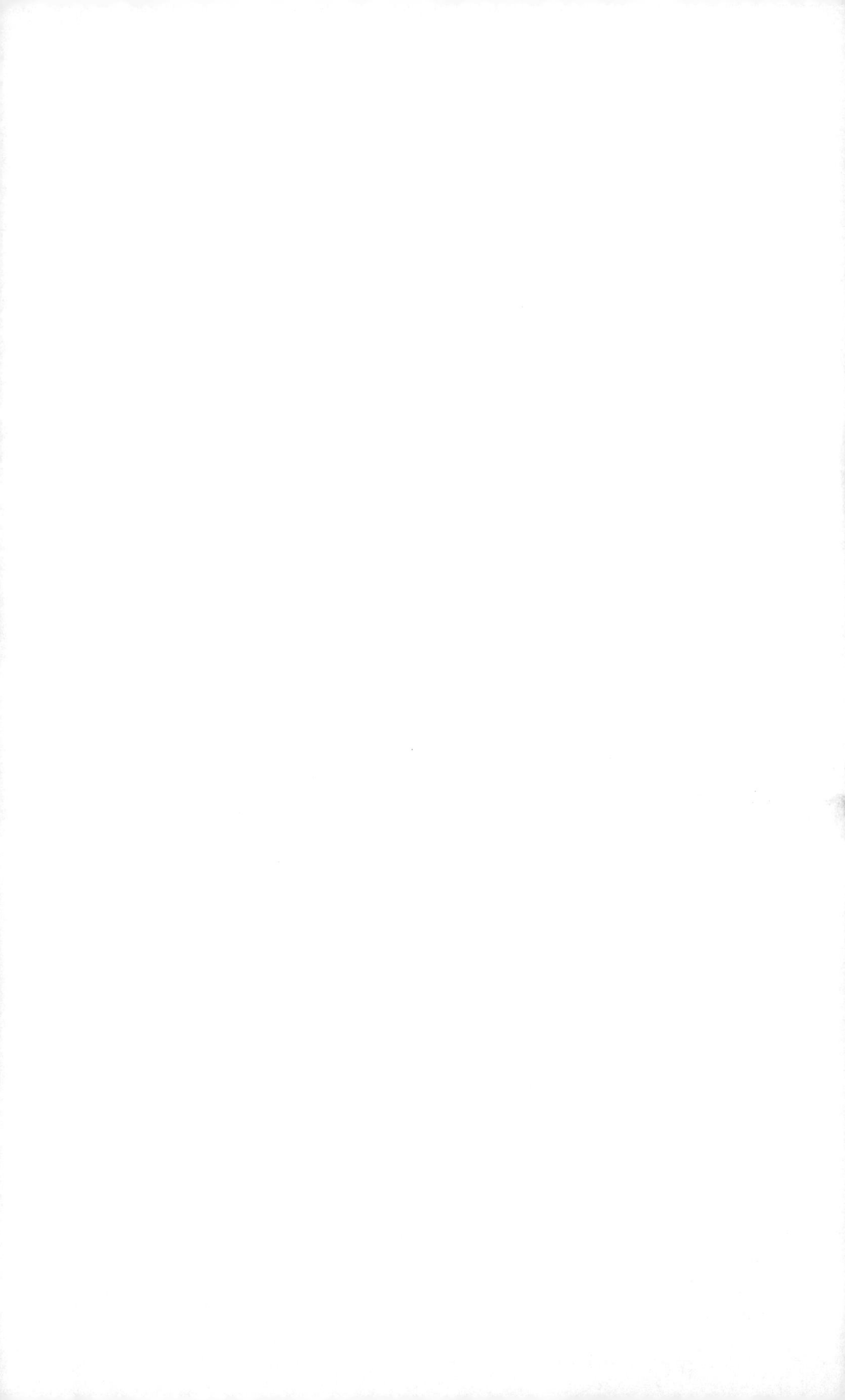

www.ingramcontent.com/pod-product-compliance
Ingram Content Group UK Ltd.
Pitfield, Milton Keynes, MK11 3LW, UK
UKHW020949220726
13924UKWH00002B/582

9 782019 943523